Biohacking &
Superfood

Entfachen Sie das volle Potenzial
Ihrer Leistungsfähigkeit

Optimieren Sie Körper & Geist

Wie Sie Gesundheit & Wohlgefühl
steigern

Selbstoptimierung & Ernährung

Ratgeber Buch

Inhaltsverzeichnis

Einführung

Was schon seit Jahrzehnten praktiziert und weitergegeben wird, erfreut sich durch das Zeitalter des Internets einer immer größer werdenden Fanbase. Das Ausüben von Biohacking und die bewusste Ernährung durch sogenannte Superfoods wird regelrecht zum Trend.

Kein Wunder, immerhin können diese zwei Begriffe das Leben eines jeden um einiges verbessern. Da Sie sich dazu entschieden haben, dieses Buch zu lesen, möchte ich Ihnen an dieser Stelle erst einmal gratulieren: Ihnen steht ein Leben bevor, das um einiges besser sein wird als das Jetzige!

Denn im Grunde geht es genau darum in diesem Buch. Wie können Sie Ihr Leben durch Biohacking und Superfood verbessern? Ist das

Ganze denn auch ungefährlich? Diese und weitere Fragen werden Ihnen in den folgenden Kapiteln beantwortet.

Bevor wir mit den Tipps und Praktiken anfangen, werde ich Ihnen zunächst die Begriffe Biohacking und Superfood näher bringen. Immerhin möchten Sie ja wissen, was genau Sie da eigentlich machen, nicht wahr?

Was ist Biohacking?

Ob Sie es glauben oder nicht, auch Sie haben bereits mehrmals Biohacking betrieben, wahrscheinlich ohne es überhaupt zu merken. Trinken Sie gerne mal einen Morgenkaffee? Haben Sie schon einmal bei einem heißen Bad entspannt? Kennen Sie dieses euphorische Gefühl, wenn Sie Ihr Lieblingslied anhören?

Falls Sie auch nur eine dieser Fragen mit einem Ja beantworten können, wurden Sie schon einmal zum Biohacker! Egal welche dieser drei Situationen wir uns als Beispiel nehmen, in jeder von ihnen haben Sie durch Temperatur, Nahrung, Geräusche oder ähnlichem die Umgebung beeinflusst, um Ihren körperlichen Zustand zu verändern.

Beim Biohacking geht es darum, die Umgebung zu entschlüsseln und zu beeinflussen, damit die geistige und körperliche Leistung optimiert werden kann. Als Biohacker unterscheiden Sie sich in manchen Dingen nicht von einem normalen Hacker wie man ihn sich vor seinem PC sitzend vorstellt.

Denn sowohl der Computerhacker als auch Sie müssen eine wichtige Regel befolgen: Erst, wenn Sie das System verstehen, können Sie es auch hacken.

Sobald ein gewisses Maß an Verständnis erlangt ist, kann das System geändert und somit Vorteile hervorgebracht werden. Vielleicht können Sie sich nach dieser Erklärung noch nicht vorstellen, welche Vorteile man denn genau aus diesem „Biohacking" erhalten kann.

Daher werde ich Ihnen nun einige mögliche Vorteile aufzählen: Überschüssiges Fett verlieren, ohne zu hungern, Stress akut senken, mit weniger als 8 Stunden schlaf topfit sein, sich stundenlang auf eine einzige Aufgabe fokussieren können.

Klingt doch erstrebenswert, oder? Und das sind nicht einmal alle möglichen Vorteile! Wer Biohacking erlernt, kann sich vieles vom Leben erhoffen.

Was ist Superfood?

Nun, da Sie bereits mehr über Biohacking wissen, wird es Zeit für den nächsten Begriff: Superfood. Dieser ist allerdings etwas einfacher zu erklären.

Beim Superfood handelt es sich nämlich lediglich um Lebensmittel, die sich als sehr gesundheitsfördernd herausstellten und daher gegenüber anderen, „normalen" Lebensmitteln eher zu empfehlen sind.

In Wörterbüchern wird der Begriff als „ein nährstoffreiches Lebensmittel, das besonders gut für Gesundheit und Wohlbefinden erachtet wird" beschrieben.

Im Grunde genommen sind Superfoods also Lebensmittel, die Ihre Gesundheit fördern.

Eine Ernährung mit Superfood in Verbindung mit Biohacking ist die perfekte Art, das Leben gesünder und besser zu gestalten!

Biohacking

Sie haben durch das vorige Kapitel den Begriff
Biohacking als solches bereits kennengelernt.
Jetzt können Sie damit beginnen, mehr über
die Art und Weise zu erfahren, wie die etlichen
Vorteile von Biohacking erreicht werden
können.

Im Folgenden werde ich Ihnen verraten, wie Sie
ganz einfach Muskeln aufbauen, Fett verlieren
und Ihre Konzentration verbessern können.
Zunächst einmal sollten Sie alle Ratschläge
vergessen, die Ihnen bis zum jetzigen Zeitpunkt
zum Thema Gesundheit gegeben wurden.

Manches davon mag stimmen, aber eben nicht
alles. Langfristig gesehen fühlen sich die
Menschen trotz Beachtung der gegebenen
Ratschläge meist nicht gut geschweige denn

richtig gesund und beim Abnehmen halten sich
die Erfolge in Grenzen.

Hier ein Beispiel eines typischen Ratschlages,
wie er von allen möglichen Leuten jeden Tag
gegeben und auch befolgt wird: „Das Frühstück
ist die wichtigste Mahlzeit am Tag". Jeder hat
es schon einmal gehört und fast jeder hat diese
Einstellung fest im Kopf verankert.

Dass eine gesunde Ernährung, die auch für das
Abnehmen und für Sportler geeignet ist, auch
anders gehen kann, wird Ihnen in den
kommenden Zeilen gezeigt.

Vergessen Sie dabei nicht, dass Sie eventuell
viele Ihrer Glaubenssätze ablegen und durch
neue ersetzen müssen.

Damit Ihre Muskeln, Ihr Gehirn und generell Ihr
ganzer Körper richtig funktionieren kann,

müssen ihm alle Bausteine dafür zur Verfügung stehen. Mit diesen Bausteinen baut der Körper Botenstoffe, repariert Gewebe und leistet erstaunliches. Genau das ist unser Ziel. Und das werden Sie wie folgt erreichen:

- Mahlzeitenfrequenz reduzieren, damit Zeit sparen und den ganzen Tag über gesättigt bleiben

- Den Stoffwechsel so umstellen, dass der gewohnte Mittagsschlaf und kleine Snacks zwischendurch gar nicht mehr benötigt werden

- Trainingseinheiten kürzer und härter machen, dabei trotzdem bessere Ergebnisse erzielen

- Die Umwelt optimieren, damit es Ihre Gesundheit und Ihr Wohlbefinden automatisch verbessert.

Wenn Sie jetzt bereit dazu sind, neue Informationen und „Aha-Momente" zu erlangen, kann es losgehen!

Intermittierendes Fasten

Intermittierendes Fasten ist eine Ernährungsform, die sich von den gewöhnlichen Ernährungsarten nicht größer unterscheiden könnte. Das Fasten ermöglicht es Ihnen mehr Kalorien zu essen und dennoch effektiv Fett zu verbrennen.

Klingt zu schön, um wahr zu sein, ist aber machbar!
In früheren Zeiten musste der Mensch auf die Jagd gehen, um an für das Überleben wichtiges Essen zu kommen.

Da Wildtiere sich aber nicht einfach so zu Nahrung verarbeiten lassen war viel Bewegung und Ausdauer vonnöten, die aber an einem erfolgreichen Tag mit einem guten Mahl belohnt wurde. Heutzutage ist das natürlich nicht mehr so, mittlerweile ist es viel einfacher, an etwas Essbares heranzukommen.

Falls so gewollt braucht man nicht mal mehr das Haus zu verlassen, um sein Abendessen zu bekommen. Man bestellt einfach beim Italiener um die Ecke eine Pizza und lässt sie sich liefern. Man kann also durchaus sagen, dass uns 24h am Tag Essen zur Verfügung steht.

Das verschafft uns zwar ein einfacheres Leben, aber nicht unbedingt ein besseres. Das Problem bei dem Ganzen ist, dass der Körper dadurch verlernt, die eigenen Fettpölsterchen als Energiereserven zu nutzen.

Daher ist es wichtig, dass Sie zumindest regelmäßig Ihrem Körper durch das Fasten die Möglichkeit geben, die Fettpolster abzubauen und gewisse Zellorgane wiederzuverwerten.

Darüber hinaus spart intermittierendes Fasten Ihnen Zeit und steigert Ihre Leistungen enorm. Hier sind ein paar genauere Vorteile von dieser Art des Fastens.

1. Autophagie

Als Autophagie bezeichnet man das Wiederverwenden von beschädigten Zellorganzellen und kaputten Proteinen. Autophagie trägt einen großen Teil zu Ihrer Gesundheit bei und ist darüber hinaus für diverse Anti-Aging Effekte von Wichtigkeit. Durch das intermittierende Fasten wird die Autophagie gestärkt.

2. Ketose

Bei der sogenannten Ketose verbrennt der Körper vermehrt Fett, um genug Energie zur Verfügung zu haben. Konzentration, Aufmerksamkeit und die verspürte Energie steigen, wenn eine Ketose stattfindet. Später wird auf dieses Thema noch einmal detaillierter eingegangen.

3. Gleichgewicht der Hormone
Durch das Fasten steigt die Sekretion von Wachstumshormonen, der Insulinspiegel sinkt und die Sensibilität gegenüber Sättigungshormonen steigt.

4. Der Verdauungstrakt wird entlastet
Durch regelmäßiges Fasten wird der Magen- und Darmtrakt geschont und besonders die vorhandenen Drüsen haben genug Zeit zur Regeneration.

Über Fastenperioden wird nicht nur im Internet in hohen Tönen gesprochen. Auch in der Wissenschaft sind Einschätzungen und Forschungsergebnisse sehr positiv. So fand man z.B. heraus, dass sich bei Fastenden die Blutfettwerte verbesserten und der Körperfettanteil reduzierte.

Auch wenn das alles sehr verlockend klingt, werden Sie wahrscheinlich keine große Lust dazu haben, über Wochen zu fasten. Und das müssen Sie auch nicht! Bei anderen Arten von Fasten, wie sie z.B. in verschiedenen Glaubensrichtungen anzutreffen sind, sind solch lange Zeitspannen üblich.

Beim intermittierendem Fasten sieht das aber ganz anders aus. Es existieren zwei Arten des intermittierenden Fastens. Die erste Version wird jeden Tag ausgeführt. Bei dieser wird 16 Stunden am Tag gefastet und in den anderen 8 Stunden kann ganz normal gegessen werden.

Bei der zweiten Version wird 24 Stunden lang gefastet, dafür wird ihre Durchführung aber auch nur 1 bis maximal 2 mal die Woche empfohlen. Beide Arten funktionieren, aber die erste wird von den meisten Fastenden bevorzugt, da sie einfach besser in den Alltag zu integrieren ist.

Hierbei gibt es auch eine gute Nachricht für alle Sportler: Sowohl bei Version 1 als auch bei 2 werden keine Muskeln abgebaut. Solange Sie während der Esszeiten der 16/8 Methode genug Kalorien und Eiweiß zu sich nehmen, wird der geliebten Muskelmasse nichts passieren.

Bei der 24 Stunden Methode sollten Sie aber darauf achten, dass Sie während der Fastenzeit keinen Muskelkater haben bzw. am Tag zuvor lange Sport getrieben haben. In diesem Fall kann es nämlich durchaus passieren, dass minimal Muskeln abgebaut werden.

Und das alles während das hartnäckige Fett dahinschmilzt!

Um Ihnen zu zeigen, dass sich das intermittierende Fasten in jeden erdenklichen Alltag einbringen lässt, ist hier ein Beispiel für einen Ernährungsplan:

1.) Die letzte Kalorienzufuhr des Tages wird beim Abendessen zu sich genommen, dass wiederum um 22 Uhr zu Ende sein sollte.

2.) Von 22 Uhr bis 14 Uhr des nächsten Tages wird gefastet.

3.) Nach der Fastenzeit beginnt wieder die Essenszufuhr, die wiederum bis zum Abendessen (22 Uhr) anhält.

Achten Sie auf jeden Fall darauf, dass während der Fastenzeit keine Kalorien durch Getränke aufgenommen werden!

Ketose

Wenn Sie sich schon einmal mit Ernährung und Abnehmen beschäftigt haben, werden Sie die ketogene Ernährungsform mit Sicherheit bereits kennen. Genauso wie beim intermittierenden Fasten, kann sich die ketogene Ernährung über eine stetig wachsende Anzahl an Befürwortern erfreuen.

Das hat auch guten Grund: Die Vorteile reichen von erhöhter Konzentration und sinkendem Blutdruck bis hin zu einem schnellen Gewichtsverlust, der mit anderen Formen von Diäten nicht erreicht wird.

Eine ketogene Ernährung funktioniert folgendermaßen: Um richtig zu funktionieren, braucht unser Körper Energie. Die wesentlichen Energielieferanten, die unser

Körper nutzt, sind Kohlenhydrate (Glucose) und Fette.

Sobald wir uns 24-72 Stunden lang keine Glucose mehr zuführen (also keine Kohlenhydrate mehr essen) ist alles an Glucose im Körper aufgebraucht, unsere Speicher sind leer. Hier kommen die Fette ins Spiel.

Aus diesen gewinnt der Körper sogenannte Ketonkörper, aus denen die benötigte Energie genommen wird. Die Fettsäuren, die für die Gewinnung der Ketonkörper benötigt werden, nimmt sich der Körper aus den bereits vorhandenen Fettspeichern.

Dieser Prozess wird sich mit einigen Tricks in der ketogenen Ernährung zunutze gemacht. Wenn Sie weniger als 50g Kohlenhydrate am Tag essen, wird Ihr Körper ebenfalls in die gewollte Ketose verfallen und auf die

Fettspeicher zurückgreifen. Aus einer Ketose sind folgende Vorteile zu gewinnen:

1. Erhöhte Konzentration

Wir alle müssen für manche Aufgaben ein großes Maß und Konzentration aufweisen. Wer einen zu geringen Fokus besitzt, hat verloren. Dieser verbessert sich, wenn wir genug Energie zur Verfügung haben.

Da der Körper bei einer ketogenen Ernährung eine ständige Energiequelle besitzt und nicht auf die Zufuhr von Glucose angewiesen ist, kann mit einer Steigerung der Konzentration gerechnet werden.

2. Sättigungsgefühl

Die wohl beste Nachricht für Leute, die ihrer Meinung nach zu viel essen und damit aufhören wollen. Leute, die sich ketogen ernähren berichten von einem viel niedrigeren Sättigungsgefühl als zuvor. Selbst in einem Kaloriendefizit, bei dem das Hungergefühl

normalerweise steigt, bleiben Fressattacken
und großer Hunger aus.

3. Ketose als Diät

Die ketogenen Diät ist eine der beliebtesten
und wirkungsvollsten Diäten, die man machen
kann. Da, wie ich Ihnen bereits erklärt habe,
der Körper während der ketogenen
Ernährungsform auf die vorhandenen
Fettreserven zurückgreift, können Sie sich über
einen großen Fettverlust freuen. Und das auch
noch ohne Hungern zu müssen.

Doch wie genau kann ich meinen Körper in die
Ketose bringen? Reduzieren Sie Ihre
Kohlenhydratzufuhr am Anfang radikal. Das
heißt auf vieles zu verzichten, was man vorher
genießen durfte. Süßigkeiten, Pasta und auch
Getreideprodukte sind für Sie tabu.

Achten Sie vor allem darauf, keine unnötigen Kohlenhydrate durch Zuckerhaltige Getränke zu erhalten. Versuchen Sie, unter 50g Kohlenhydrate am Tag zu bleiben. Im nächsten Schritt werden die Kalorien, die vorher durch die vielen Kohlenhydrate zugeführt wurden, nun durch Kohlenhydrate aus gesunden Fetten und Eiweiß ersetzt.

Lebensmittel mit gesunden Fetten, die perfekt für die ketogene Ernährung sind, sind z.B. Kokosöl und Butter. Falls Sie noch nie zuvor eine ketogene Diät durchgeführt haben, sollten Sie wissen, dass der Anfang etwas unangenehm werden kann.

Zu Anfang ist der Körper noch zu sehr an die Kohlenhydrate gewöhnt und braucht erst mal etwas Zeit, um seine Energiegewinnung umzustellen.

Für diese Zeit ist es nicht unüblich Symptome wie Müdigkeit oder Antriebslosigkeit zu verspüren. Doch keine Angst: Diese Phase hält nicht lange an!

HIIT-Training

Auch wenn Sie es schon unzählige Male gehört haben: Sport ist sehr wichtig, wenn man gesund bleiben möchte! Genau das fällt den meisten Menschen aber sehr schwer.

Man muss für den Job schon früh genug aufstehen und nach der Arbeitszeit ist man so kaputt, dass man am liebsten sofort schlafen gehen würde. Trotz dieser und anderer schlechter Umstände gilt die Wichtigkeit von Sport immer noch, gerade wenn man abnehmen möchte.

Es existiert dennoch eine gute Nachricht: Als Biohacker lohnt sich der Sport noch mehr als zuvor! Hier kommt das HIIT-Training ins Spiel. Ein Training dieser Art besteht aus einer schwierigen Leistungsphase und einer entspannenden Pause.

Mit anderen Worten: Erst wird es unglaublich schwer, aber danach dürfen Sie sich als Belohnung nur leicht bewegen. Das perfekte Beispiel dafür ist das Laufen.
Bei einem HIIT-Lauftraining würden sich schnelle Sprintphasen mit lockeren Laufphasen abwechseln.

Die Vorteile des HIIT-Konzeptes zeigen sich vielfältig. Studien belegten, dass Intervalltraining mehr Fett verbrennt als herkömmliches Training. Darüber hinaus kann es die Ausdauer schneller steigern und es wurde bereits Fettleber-Erkrankte durch ein intensives Training dieser Art behandelt.

Ihr HIIT-Training könnte so aussehen: 6 Sätze mit jeweils 30 Sekunden intensiver Betätigung, gefolgt von 90 Sekunden leichter Bewegung.

Führen Sie so ein Training aber nur durch, wenn Sie keine gesundheitlichen Probleme haben oder zurzeit krank sind!

Umwelt

Als Biohacker sind Sie den anderen einen
Schritt voraus. In den meisten Fall werden nur
Punkte wie Bewegung und Ernährung genannt,
wenn es um Gesundheit und Leistung geht. Wir
gehen da einen Schritt weiter.

Wir achten darauf, wo wir uns aufhalten und
wie wir unser Umfeld optimieren können, um
ein gesünderes Leben zu führen. Temperatur,
Licht und Luft sind dabei das wichtigste, worauf
geachtet wird. Warum wir das machen?

Alles, was auf Ihren Körper wirkt, hat großen
Einfluss auf die Psyche, die Gesundheit, den
Stoffwechsel und mehr.

Temperatur

Die Temperatur, die in Ihrer Umgebung herrscht, hat einen großen Einfluss auf Sie. Am meisten Betroffen ist davon der Stoffwechsel. Stellen Sie sich vor, wie Sie nackt durch eine Winterlandschaft rennen.

Die Temperatur ist nur knapp über dem Minus. Sie fangen an zu zittern, verkrampfen sich und haben nach einiger Zeit sogar schmerzen. Vermutlich würden Sie dies nicht allzu lange aushalten und relativ schnell wieder ins Haus rennen, um sich aufzuwärmen.

Als Biohacker und Kälte-Profi werden Sie mit der Situation anders umgehen (ab hier wird es erst richtig interessant). Sie würden voller Freude in den Schnee springen und sich wie neugeboren fühlen.

Die Kälte wird zwar immer noch verspürt, aber gefroren wird nicht mehr. Wenn Sie Ihre Wärmeregulation gut trainieren erwarten Sie abgesehen von der Kälteresistenz noch viele andere Vorteile:

Reduktion von durch Cortisol verursachter Stress, eine erhöhte Stoffwechselleistung, niedrigere Blutfettwerte, erhöhte Fettverbrennung, ein besseres Immunsystem, eine bessere Durchblutung und noch viele andere Dinge, die extrem nützlich sind.

Bevor Sie damit anfangen, Ihren Körper auf Kälte zu trainieren, müssen Sie eines verstehen:

Beim Kältetraining ist Geduld gefragt! Wenn Sie noch nie zuvor eine kalte Dusche gehabt haben wird es Ihnen nichts bringen, im Winter an den nächsten See zu fahren und Eisbaden zu gehen.

Gewöhnen Sie Ihren Körper schrittweise an Kälte, damit mögliche Schäden und Frustration ausbleiben.

Zunächst sollten Sie wirklich klein anfangen. Gehen Sie an Ihr Waschbecken und lassen Sie das Wasser eine Weile auf der kältesten Einstellung laufen, damit das Wasser Zeit hat um wirklich kalt zu werden.

Wenn das Wasser nicht mehr kälter werden kann, sollten Sie zunächst einmal Ihre Hände unter das Wasser halten.

Gewöhnen Sie sich an das kalte Wasser und beginnen Sie anschließend damit, sich das Gesicht mit dem Wasser zu waschen. Falls Sie das ein paar Minuten lang aushalten haben, ohne vollkommen durchgefroren zu sein, ist es Zeit für den nächsten Schritt.

Dafür wird sich in die Dusche gestellt und in einer ganz normalen, angenehmen Temperatur mit der Dusche begonnen. Danach wird das Wasser langsam immer kälter eingestellt.

Lassen Sie sich dafür ruhig etwas Zeit und führen Sie diese Übung in Ihrem eigenen Tempo durch. Nachdem die maximale Kälte erreicht ist, sollten Sie eine Weile unter dem Wasserstrahl verharren bevor Sie das Wasser wieder abstellen und sich aufwärmen.

Während der ganzen Übung ist es wichtig, tief durchzuatmen und sich zu konzentrieren. Ihr Körper braucht etwa 10-20 Sekunden um sich an die jeweilige nächste Kältestufe zu gewöhnen.

Solange Sie auf Ihren Atem achten, werden Sie die paar Sekunden mit Leichtigkeit aushalten!

Der nächste Schritt ist ziemlich ähnlich. Sie
stellen sich wieder in die Dusche, aber diesmal
drehen Sie den Wasserhahn direkt auf die
kälteste Stufe. Genau wie vorher sollten Sie tief
durchatmen und die Kälte für ein paar Minuten
aushalten. Sobald die Dusche keine
Herausforderung mehr für Sie ist, ist es Zeit für
die nächste Stufe: das Bad.

Stellen Sie das Wasser genau wie vorher auf
die kälteste Stufe ein und nehmen Sie ein Bad
darin. Auch hier gilt wieder, dass es sich erst
langsam an die Kälte zu gewöhnen gilt. Setzen
Sie sich erst einmal für ein paar Minuten ins
Wasser, bevor Sie sich mit dem kompletten
Körper hineinlegen. Das Ziel sollten ungefähr
20 Minuten im Wasser sein.

Aber werden Sie nicht zu übermütig! Wenn Ihr
Körper Ihnen signalisiert, dass Sie unbedingt
aus dem Wasser gehen sollten, dann tun Sie
das auch. Gesundheit geht immer vor!

Der fünfte Schritt besteht darin, das Wasser
nahe an den Gefrierpunkt zu bringen. Kaufen
Sie sich zwei Tüten voll Eiswürfel und schütten
Sie diese zu dem Badewasser dazu.

Diesmal ist das Ziel etwas kleiner gesetzt. 5-10
Minuten im Wasser reichen vollkommen aus!
Wenn nun auch das zu leicht für Sie ist, sind
Sie bereit für die Königsdisziplin: Ein Eisbad in
freier Wildnis. Suchen Sie sich Ihren
Lieblingssee und gehen Sie eine Runde in ihm
schwimmen.

Jetzt, da Sie schon zu den Fortgeschrittenen
gehören, können Sie sich die Badezeit selbst
einteilen. Aber überschätzen Sie sich nicht!
Bevor Sie sich nun in das Abenteuer
Kälteabhärtung stürzen, möchte ich Ihnen noch
ein paar Tipps mit auf den Weg geben.

Eines der wichtigsten Dinge beim Üben dieser
Praktiken ist das Danach.

Gerade bei den letzten Schritten ist es wichtig, sich nach dem Kälteerlebnis zu bewegen und wieder aufzuwärmen. Sportliche Aktivitäten wie Liegestütze, Sit-ups oder simples Joggen sind sehr zu empfehlen, da sie den Körper schnell wieder aufheizen.

Warme Klamotten, eine Decke und ein Heißgetränk wirken natürlich genauso gut. Eine heiße Dusche hingegen wirkt lange nicht so gut, wie Sie vielleicht glauben. Der Körper braucht etwas Zeit, um sich wieder aufzuwärmen. Eine kurze, heiße Dusche bringt daher nicht wirklich viel.

Und natürlich gilt immer noch die oberste Regel: Kennen Sie Ihren Körper und überschätzen Sie sich nicht!

So viel zur Kälte. Aber das war noch nicht alles, als Biohacker ziehen Sie natürlich auch Ihre Vorteile aus hohen Temperaturen.

Falls Sie viel Sport treiben, könnte das Thema Hitze sogar interessanter für Sie sein als die Kälteabhärtung.

2007 wurde eine Studie veröffentlicht, die bewies, dass Hitze sich fördernd auf Muskelwachstum, Ausdauer und Gehirngesundheit auswirkt. Dabei ist die Zuführung von Hitze in Form von Saunabesuchen nicht nur gesund, sondern auch besonders wirkungsvoll.

In der eben erwähnten Studie von 2007 wurden Leute in 2 Gruppen eingeteilt. Beide Gruppen mussten sportliche Aktivitäten wie Ausdauersport und Krafttraining ausüben. Eine der Gruppen wurde dabei angehalten, regelmäßig in die Sauna zu gehen und die Leute der anderen Gruppe trieben einfach nur Sport, ohne zusätzlich etwas anderes machen zu müssen.

Nachdem das Experiment vorbei war, zeigten die Teilnehmer der Saunagruppe tatsächlich eine höhere Steigerung an Ausdauer und Kraft, während die andere Gruppe nur durchschnittliche Leistungssteigerungen erzielte. Es schadet also nicht, sich regelmäßig Zeit für einen Saunagang zu nehmen (oder mehrere).

Allerdings gilt hier dieselbe Regel wie bei der Kälteabhärtung. Es gibt Leute, die die Saunagänge nicht vertragen und damit eher gesundheitliche Schäden davontragen würden als Vorteile. Sie kennen sich selbst am besten. Muten Sie sich nicht zu viel zu!

Licht

Auch Licht hat viel mehr Einfluss auf den Körper, als Sie denken. Es produziert Vitamin D und steuert unsere biologische Uhr. Nicht nur das, Lichteinfluss kann sogar Ihren Fettabbau beeinflussen. Diese Theorie wurde durch ein Mäuseexperiment bestätigt, in der die Mäuse in zwei unterschiedliche Gruppen eingeteilt wurden.

Die eine Gruppe wurde 24 Stunden lang mit künstlichem Licht bestrahlt, während die andere nur tagsüber Licht bekam. Bei einer identischen Nahrungszufuhr baute die erste Gruppe bis zu 50 % mehr Fett auf.

Wie Sie sehen, ist Licht nicht nur dazu da, um Ihre Wohnung zu erhellen. Licht beeinflusst unser Leben vielseitig. Vor allem unser Schlaf ist davon betroffen.

Unser Körper stößt ein Hormon namens Melatonin aus, dass auch das Schlafhormon genannt wird, da es essentiell für die nächtliche Ruhephase des Körpers ist. Melatonin wird allerdings nur ausgestoßen, wenn Sie im Dunkeln sind und kein blaues Lichtspektrum vorhanden ist.

Die meisten unsere modernen Lichtquellen stoßen hohe Mengen an Blaulicht aus, vor allem LEDs und Energiesparlampen. Sie sollten, falls möglich, also unbedingt auf diese Arten von Lampen verzichten, wenn Sie einen erholsamen, festen Schlaf bevorzugen.

Achten Sie außerdem darauf, dass Sie vor dem Schlafen gehen so wenig wie möglich vor Bildschirmen verbringen. Am besten wäre natürlich der komplette Verzicht auf Bildschirme in einer Zeitspanne von 30 bis 60 Minuten vor der Nachtruhe.

Falls das für Sie aus beruflichen oder ähnlichen Gründen nicht möglich ist, sollten Sie sich eine Applikation besorgen, die den Blaulichtanteil Ihrer Bildschirme dimmt.

Programme dieser Art gibt es viele, Sie werden im Internet, auf jeden Fall fündig!
Beim Schlaf hört der Lichteinfluss noch lange nicht auf. Entfernen wir uns einmal von den künstlichen Lichtquellen und widmen uns der wohl größten natürlichen Lichtquelle, die existiert: Die Sonne.

Diese besitzt eine UVB Einstrahlung, die wiederum unsere Vitamin D Produktion stimuliert. Zu früheren Zeiten war Vitamin D Mangel nicht so weit verbreitet, wie es heute der Fall ist. Heutzutage verbringen die meisten Menschen den Großteil Ihres Tages in einem Gebäude, in dem sie lediglich künstliches Licht von Lampen abbekommen.

Vielleicht fällt ab und zu mal ein Sonnenstrahl durch das Fenster auf sie, aber diese Bestrahlung reicht bei weitem nicht aus. Falls Sie sich nicht sicher sind, ob Ihr Vitamin D Anteil ausreichend oder zu niedrig ist, können Sie dies bei einem Arzt überprüfen lassen.

Wenn Ihnen dieser letzteres schildert, sollten Sie sich entweder mehr Zeit dafür nehmen, an die frische Luft zu gehen oder das fehlende Vitamin D durch Nahrungsergänzungsmittel zu sich nehmen. Kaufen Sie sich aber nicht irgendein Produkt, sprechen Sie darüber mit Ihrem Arzt und lassen Sie sich beraten.

Den letzten Lichteinfluss, den ich Ihnen schildern werde, ist der des Infrarotlichtes. Diverse Studien zeigten auf, dass Infrarotlicht die Produktion von Zellenergie stimuliert. Eine weitere Möglichkeit also, unsere Biologie zu unserem Vorteil zu nutzen!

Infrarotbestrahlung wird sogar zur Behandlung von Krankheiten wie Schilddrüsenunterfunktion verwendet, in dem betroffene Stellen am Körper mit dem speziellen Licht bestrahlt werden. Genau diese Vorgehensweise können auch Sie verwenden.

Für eine mentale Leistungssteigerung können Sie Ihren Kopf mit dem Rotlicht bestrahlen lassen. Abgesehen davon sorgt die Wärme des Infrarotlichtes auch bei muskulären Verspannungen für eine bessere Durchblutung.

Luft

Jeder weiß, dass wir Menschen den in der Luft enthaltenen Sauerstoff benötigen, um zu überleben. Obwohl wir alle dieses Wissen besitzen, kümmern sich die wenigsten darum, die eigene Atmung, die Sauerstoffversorgung der Zellen und die Luftqualität zu verbessern.

Natürlich ist es schwer, als Einzelner die verschmutzte Luft in unserer Atmosphäre zu reinigen. Bei den Mengen an Abgasen, die ausgestoßen werden, ist das schier unmöglich. Was Sie aber für Ihre Gesundheit tun können, ist zumindest die Qualität der Luft in Ihrer Wohnung und Ihrem Arbeitsplatz zu verbessern.

Schockierender weise kann die Luft in Innenräumen sogar noch schlechter sein als die Luft draußen. Und das sogar in

Großstädten, die normalerweise einen sehr hohen Ausstoß von Abgasen vorweisen.

In Innenräumen wird unser Körper konstant von unterschiedlichen Toxinen belastet, die mit der Zeit Allergien, Kopfschmerzen und sogar Stimmungsschwankungen auslösen können. Glücklicherweise hat die NASA einen Bericht darüber herausgebracht, welche Pflanzenarten unsere Raumluft von Toxinen reinigen und sie so nicht nur gesünder, sondern auch angenehmer machen.

In diesem finden sich Pflanzen wie die Steckenpalme, die große Flamingoblume und der Bogenhanf. Wenn Sie darüber nachdenken, sich so eine reinigende Pflanze anzuschaffen, empfehle ich Ihnen wieder einmal eine Suche im Internet. Dort werden Sie diverse Anbieter finden, die solche Pflanzen führen.

Als Biohacker hören Sie beim Thema Luft natürlich nicht bei der Verbesserung des Innenraumklimas auf. Der nächste Schritt ist, Ihre Atmung zu verbessern. Unsere Atmung ist die einzige Körperfunktion, die unterbewusst gesteuert wird, die wir aber trotzdem, falls gewollt, bewusst beeinflussen können.

Im alltäglichen Stress atmen wir automatisch flacher und fühlen uns allein dadurch schon gestresster, als es eigentlich sein müsste. Versuchen Sie, tiefer zu atmen als sonst. Achten Sie in verschiedenen Situationen über den Tag verteilt auf Ihre Atmung und stellen Sie sie, wenn nötig auf eine Tiefenatmung um.

Wenn Sie das eine Zeit lang durchführen, werden Sie irgendwann wie von alleine eine tiefere und gesündere Atmung besitzen. Wieder eine Maßnahme zur Optimierung Ihres Lebens gemeistert!

Mindhacking

Die meisten Menschen brauchen jeden Tag einen hellwachen Verstand. Die meiste Zeit des Tages verbringen sie damit, sich auf der Arbeit konzentrieren zu müssen, damit nichts schiefläuft und der Chef nicht verärgert wird.

Selbst wenn man sich nach einem harten Arbeitstag mal etwas Entspannung genehmigt, kommt man meistens nur schwer davon weg, sich zu konzentrieren. Oft warten nämlich auch in der Freizeit Hürden, die unsere volle Aufmerksamkeit erfordern. Zum Beispiel kann Zeit mit der Familie, auch wenn diese normalerweise wohltuend und entspannend ausfällt, etwas anstrengend werden.

Das wohl beste Beispiel dafür ist das Elterndasein. Natürlich genießen Sie die Zeit mit Ihrem Kind, aber Sie werden zugeben müssen, dass es manchmal etwas anstrengend sein kann, die Kleinen auf den richtigen Weg zu bringen und nichts in der Erziehung falsch zu machen.

Zum Glück haben wir Biohacker auch für diese Art von Problem eine Lösung und sie heißt Mindhacking. Ein Erfahrener Mindhacker schafft es, sich in einen Flow State zu bringen, in dem er sich fast schon wie ein Arbeitstier fühlt und Alltagsprobleme mit Leichtigkeit lösen kann.

Für den Fall, dass Sie nicht wissen, was ein Flow State ist, hier eine kleine Erklärung: Eine Person im Flow-State ist hoch konzentriert und kann so Höchstleistungen in der Tätigkeit erbringen, die sie momentan ausführt.

Ablenkende Gedanken kommen selten oder gar nicht vor, die Gedankengänge sind fast ausschließlich auf die Tätigkeit gerichtet. Diejenigen, die sich schon einmal in so einem Geisteszustand befunden haben, können bestätigen, wie unglaublich hilfreich er ist.

Mit seiner Hilfe, kann zum Beispiel die Produktivität eines Menschen um einiges gesteigert werden. So viel zum Flow State, kommen wir zurück zum Mindhacking. Der Großteil der Bevölkerung ist mit dem Glauben aufgewachsen, dass die Intelligenz eines Menschen von seiner Geburt an festgelegt ist.

Entweder man gehört zu den schlauen Köpfen oder eben nicht. Vermutlich kommt daher auch bei so vielen der Gedanke, dass sie ihre Ziele gar nicht erreichen können. Immerhin sind sie ja nicht schlau genug dafür.

Um ihr Ziel zu erreichen, hätten sie schon von Geburt an bessere Chancen haben müssen. Solche Gedanken sind nicht nur falsch, sondern sie vergiften auch noch unsere Psyche! Unser Gehirn ist zu Erstaunlichem fähig. Man muss nur wissen, wie man dessen volles Potenzial entfachen kann.

Als geübter Mindhacker können Sie somit: Ihre Motivation bzw. Einstellung verbessern bzw. ändern, konzentrierter arbeiten und mehr Leistung erbringen (Flow State) und sogar schlechte Gewohnheiten wie rauchen durch gute Gewohnheiten wie Fitness ersetzen.

Im Folgenden werde ich Ihnen die vier Hauptvorteile des Mindhackings aufzeigen und Ihnen vermitteln, wie Sie diese umsetzen können.
Falls Sie sich dazu entscheiden, dass auch zu tun, wird sich Ihr Leben verbessern, das versichere ich Ihnen!

Mehr Motivation

Motivation ist Ausschlaggebend für Erfolg in unserem Leben. Wenn wir keine Motivation haben, etwas zu tun, dann werden wir es wahrscheinlich gar nicht machen oder zumindest wird das Ergebnis nicht so gut werden, wie es werden könnte.

Darum ist es enorm wichtig, dass wir unsere Motivation bewahren. Wenn wir sie verlieren, stehen wir uns auf unserem Weg zum Erfolg (wie auch immer dieser aussehen mag) selbst im Weg.

Aber ist es überhaupt möglich, jeden Tag motiviert zu sein? Ja, ist es auf jeden Fall! Und das Zauberwort dafür heißt Vision.

Als Arnold Schwarzenegger gefragt wurde, wie er sich dazu motivieren konnte, jeden Tag stundenlang im Fitnessstudio Gewichte zu stemmen, antwortet er folgendermaßen: Er stellte sich bei jedem Training vor, dass er bereits Erfolg hatte. Er stellte sich vor, wie er auf der Bühne steht und die Zuschauer seinen durchtrainierten Körper bewunderten.

Er hörte bereits die Stimmen der Menschen, die ihm zujubelten, als er den Pokal in die Höhe hielt. Wenn man diesen Hack kurz beschreiben müsste, sähe das wohl so aus: Vision inspiriert Aktion.

Sobald Sie sich das Erreichen eines Zieles in Ihrem Kopf bildlich vorstellen, wird Dopamin freigesetzt. Dieses Hormon kann man am besten mit dem Gefühl von Vorfreude gleichstellen.

Sobald es ausgeschüttet wird, verspüren Sie eine Erhöhung Ihrer Konzentrationsfähigkeit.

Es kann sogar das Gefühl aufrufen,
unaufhaltbar zu sein. So eine Vision ist also ein
machtvoller Biohack, mit dessen Hilfe Sie eher
an Ihre Ziele gelangen, als ohne.

Möglicherweise stellen Sie sich das
Visualisieren Ihrer Ziele etwas schwierig vor.
Vielleicht wissen Sie nicht, auf welche Details
Sie achten müssen oder wie Sie diese
Denkweise generell angehen sollten. Keine
Panik, es ist nicht so schwer wie Sie glauben.

Ich werde Ihnen nun eine Visualitionstechnik
zeigen, die Sie bei täglicher Verwendung
(einmal am Tag reicht vollkommen) an Ihr Ziel
bringen wird. Nehmen Sie dafür eine bequeme
Position Ihrer Wahl ein.

Ob Sie sitzen, liegen oder stehen ist
vollkommen egal, solange Sie sich an einem
Ort befinden, an dem Sie sich entspannen

können und an dem Sie sicher sind, dass Sie
nicht gestört werden.

Das Ziel ist es, sich einen Tag in der Zukunft
vorzustellen, in dem Sie bereits erfolgreich
sind.

Beantworten Sie sich folgende Fragen: Wie
gehen Ihre Mitmenschen mit Ihnen um? Wie
sieht Ihr Bild im Spiegel aus? In welchem
Bereich liegt das Ziel, dass Sie erreicht haben
(Sport, Geld, u.s.w.) ? Wie sieht der erste
Gedanke aus, den Sie morgens beim
Aufstehen haben? Welche Möglichkeiten haben
Sie mittlerweile, die Sie früher einmal nicht
hatten?

Versuchen Sie, bei der Vorstellung des Tages
mit all Ihren Sinnen zu arbeiten, da die Vision
auf diese Weise realer wird.

Stellen Sie sich z.B. die Wärme der Sonne vor,

die auf Ihr Gesicht strahlt, während Sie auf

Ihrer Privatyacht am Pool liegen.

Gewohnheiten

Unsere Gewohnheiten bestimmen unser Leben. Wenn wir es gewohnt sind, jeden Tag Sport zu treiben und gesundes Essen auf unserem Ernährungsplan stehen zu haben, haben wir auch einen gesunden und sportlichen Körper.

Wenn zu unseren Gewohnheiten aber das stundenlange Ansehen von Serien auf Streamingdiensten und das Verspeisen von Chips gehören, sieht das mit der Gesundheit und dem Körperbau nicht mehr ganz so gut aus. Viele Menschen setzen sich Ziele, arbeiten dann für ein paar Wochen gezielt an ihnen und verlieren danach den Antrieb.

Sie vergrößern den Abstand zwischen sich und ihrem Ziel und schlechte Gewohnheiten, die dem Erfolg im Weg stehen, sind wieder im

Alltag integriert. Lassen Sie nicht zu, dass es Ihnen auch so ergeht!

Der Schlüssel zum Erfolg in jeglichen Bereichen des Lebens besteht darin, die am Anfang überkochende Motivation in langfristige Gewohnheiten zu verwandeln, die uns auch tatsächlich näher an ein besseres Leben nach unseren Vorstellungen bringen.

Sobald Sie sich erst einmal eine positive Gewohnheit angeeignet haben, wird die Einhaltung dieser ein Kinderspiel für Sie werden. Diszipliniert bei einer Gewohnheit zu bleiben wird nicht schwerer fallen als das tägliche waschen.

Es wird ganz einfach selbstverständlich. Doch wie schafft man es, sich in der Anfangszeit an eine Gewohnheit zu halten, bis diese irgendwann automatisiert ausgeführt wird?

Zur Beantwortung dieser Frage gibt es unzählige Techniken, die angeblich Wunder wirken.

Eine von ihnen ragt heraus, da sie die meisten Erfolge erzielte: Das Verhaltenstracking. Das bedeutet in etwa, sich automatisches Verhalten bewusst zu machen. Ein gutes Beispiel hierfür wäre wieder einmal eine gesunde Ernährung.

Nehmen wir an, Sie sind übergewichtig und möchten (oder müssen sogar) abnehmen. Der wichtigste Faktor um dieses Ziel zu erreichen ist natürlich die Ernährung. Das Verhaltenstracking lässt sich auf dieses Ziel anwenden, in dem Sie jede Mahlzeit, die Sie zu sich nehmen, fotografieren.

Auf diese Weise können Sie sich am Ende des Tages ansehen, was Sie alles zu sich genommen haben. Sprich: Sie erhalten Klarheit darüber, wie Ihre Essgewohnheiten wirklich aussehen und können dann dementsprechend Verbesserungen vornehmen.

Genauso gut lässt sich das Verhaltenstracking auf Ihre Karriere anwenden. Nehmen wir einmal an, Sie haben das Ziel, der nächste große Youtuber zu werden. Um das zu erreichen, müssen Sie so einiges an Zeit investieren.

In diesem Fall würden Sie das Verhaltenstracking anwenden, in dem Sie sich jeden Tag die Zeitspannen aufschreiben, in denen Sie etwas für Ihre Zukunft als Youtuber getan haben. Ganz egal ob Werbung, Videoideen oder Schnittarbeit, alles was mit Ihrer Youtubekarriere zu tun hat, zählt.

Auch hier werden Sie am Ende jedes Tages wieder eine klare Tendenz erkennen können und Sie werden die Möglichkeit haben, sich Ihre Zeit bewusster einzuteilen.

Die Kraft Ihrer Gedanken

Den Begriff IQ kennt vermutlich jeder. Er beschreibt einen Durchschnittswert, der etwas über die Intelligenz eines einzelnen Menschen aussagt. Von Kindesalter an wurde uns gesagt, dass sich dieser Wert im Erwachsenenalter nicht mehr verändern würde.

Er stünde fest, entweder man habe einen hohen, oder eben einen niedrigen IQ. Lange Zeit blieb dieser Gedanke unumstritten, bis eine Frau namens Dr. Susanne Jaeggi zusammen mit Ihrem Team von der Universität von Michigan das Gegenteil bewies.

Sie testete den Einfluss von Gehirntraining an 70 Testpersonen und stellte fest, dass schon 8 Tage des eben genannten Trainings die fluide Intelligenz der teilnehmenden Personen ansteigen ließ.

Die fluide Intelligenz lässt sich am besten als ein Arbeitsspeicher Ihres Gehirns beschreiben.

Dieser wird für alle möglichen Aufgaben verwendet, wie kreatives Denken, Lernen, Mustererkennung und das Lösen von Problemen. Durch das spezielle Gehirntraining, dass die Testpersonen durchführten, zeigten sie also Verbesserungen in all diesen Bereichen.

Je länger sie das Training absolvierten, desto besser wurde ihre Leistungsfähigkeit in den Bereichen. Der Name dieses einzigartigen Trainings lautet Dual-N-Back Training und auch Sie können es ausführen! 10 Minuten Ihrer Zeit am Tag reichen vollkommen aus, um Verbesserungen zu sehen. Dual-N-Back ist für Sie in Form einer Software verfügbar, die Sie sich im Internet herunterladen können.

Morgenroutine

Wenn man sich zum Thema aufstehen umhört, wird man feststellen, dass die meisten Menschen eher Langschläfer sind und Schwierigkeiten haben morgens überhaupt aus dem Bett zu kommen.

Dabei lässt sich der Morgen optimal nutzen, um sich Motivation für den bevorstehen Tag zu holen und das Gehirn auf Erfolg zu programmieren. Die Macht einer Morgenroutine wird einem schnell bewusst, wenn man mal etwas Recherche zu diesem Thema betreibt.

So gut wie alle erfolgreichen Menschen teilen nämlich diese eine Gewohnheit. Sie stehen nicht auf den letzten Drücker auf, trinken noch schnell einen Kaffee und gehen dann zur Arbeit.

Stattdessen stellen Sie sich den Wecker früher als die meisten anderen und gehen dann Ihre Morgenroutine durch, um perfekt in den Tag zu starten.

Wenn Sie die richtige Morgenroutine für sich entdeckt haben, werden Sie in der Lage sein nach dem Aufstehen Energie und Motivation zu sammeln, was wiederum ausschlaggebend dafür ist, wie erfolgreich der Rest Ihres Tages wird.

Es gibt sehr viele Möglichkeiten, aus denen Sie auswählen können.

Zu den beliebtesten Tätigkeiten bei einer Morgenroutine gehören eine kalte Dusche, Meditation, einen Bulletproof Coffee, der sehr viel Fett enthält und Sie damit mit konstanter Energie für den Tag versorgt, das Anhören motivierender Lieder und Lesen.

Nehmen Sie sich Zeit und entwickeln Sie Ihre

eigene auf Sie persönlich abgestimmte

Morgenroutine, die zu Ihren Zielen und der

derzeitigen Lebenslage passt.

Foodhacking

Auch die richtige Ernährung ist beim Biohacking von enormer Wichtigkeit. Denn damit Körper und Geist ihr volles Potenzial entfalten können, dürfen Sie nicht von ungesunden Essgewohnheiten beeinträchtigt werden.

Wenn Sie das hören, werden Sie sich vielleicht erst einmal unwohl fühlen, aber keine Angst, Sie dürfen schon noch ab und zu ein Eis oder ein Stück Schokolade essen. Gesunde Lebensmittel sollten trotzdem den Großteil Ihrer Ernährung ausmachen.

In diesem Kapitel werden Sie lernen, wie Sie Ihrem Körper all die Nährstoffe zuführen, die er braucht.

Wenn Sie die Informationen, die Sie hier erhalten werden, mit den Superfoods aus dem nächsten Hauptkapitel verbinden, haben Sie sich die perfekte Ernährung zusammengestellt!

Wie ich bereits erwähnt habe, geht es beim Foodhacking darum, dem Körper genug Nährstoffe zur Verfügung zu stellen, damit er richtig funktionieren und maximale Leistung erbringen kann. Das ist enorm wichtig, denn wenn wir nicht genügend Nährstoffe zu uns nehmen, fühlen wir uns antriebslos, unmotiviert und schläfrig.

Stellen Sie sich Ihren Körper wie ein elektronisches Gerät vor. Ohne die Zufuhr von Strom wird es nicht funktionieren. Um die richtige Nährstoffzufuhr zu sichern, müssen Sie nicht nur darauf achten, welche Lebensmittel Sie konsumieren, sondern auch, wie diese Lebensmittel gezüchtet wurde bzw. wo sie herkommen.

Wenn Sie z.B. Gemüse aus einem Zuchthaus konsumieren, werden Sie natürlich auch nicht sehr viele sekundäre Pflanzenstoffe und Nährstoffe zu sich nehmen, da in solchen Zuchthäusern häufig mit isolierten Düngemitteln gearbeitet wird.

Wenn die Frucht allerdings auf eine natürlichere Art angebaut wurde, Zugang zu echtem Boden hatte und ihr genug Zeit gegeben wurde, um von selbst zu wachsen, werden die Nährstoffe schon viel besser aussehen.

Genauso sieht es auch bei fleischlichen Produkten aus. Tiere aus der Massentierhaltung werden nicht nur nicht artgerecht gehalten, deren Fleisch enthält auch viele Giftstoffe, die durch den Missbrauch von Medikamenten zugeführt wurde.

Abgesehen davon sehen die Nährstoffe des Fleisches von artgerecht gehaltenen Tieren, die sich frei bewegen konnten, auch viel besser aus. Achten Sie also unbedingt darauf, keine Fertigessen, Fertigprodukte oder künstliche Lebensmittel zu verzehren. Für viele ist ein Argument für den Kauf von Fertigprodukten, dass diese einfach schneller fertig sind und eben keine lange Zeit zur Zubereitung benötigen.

Wer sich über Lebensmittel richtig informiert wird feststellen, dass es auch gesunde und natürliche Lebensmittel gibt, bei denen man nicht eine Stunde in der Küche stehen muss! Bequemlichkeit ist also keine richtige Ausrede für eine ungesunde Ernährung.

Das Hauptziel einer gesunden Ernährung besteht darin, möglichst wenige Giftstoffe zu sich zu nehmen.

Unser Körper besitzt zwar die Kraft, Giftstoffe von selbst loszuwerden, aber wenn es zu viele von Ihnen gibt, sieht es für ihn ganz schön schlecht aus.

Es kostet nämlich eine große Menge an Energie, um uns selbst zu entgiften. Oft nehmen wir Giftstoffe in Form von Pestiziden auf Gemüse, Zusätzen in Fertignahrung, raffiniertem Zucker und Anti-Nährstoffe in Getreide zu uns.

Wenn Sie es schaffen, die folgenden 7 Grundregeln in Ihr Leben zu integrieren, ist ein weiterer Schritt in Richtung gesundes Leben getan!

-1. Regel: Keine synthetischen Zusätze
Synthetische Zusätze sind in Form von Konservierungsstoffen, Farbstoffen, Aromen und ähnlichem in vielen Lebensmitteln zu finden.

Solche Zusätze werden von unserem Körper nicht benötigt und sind darüber hinaus in den meisten Fällen auch noch ungesund.

-2. Regel: Weniger Milchprodukte
Ja, Sie haben richtig gehört. Milchprodukte sind nicht ganz so gesund, wie immer gesagt wird. Tatsächliche enthalten Milchprodukte gleich mehrere Inhaltsstoffe, die für den menschlichen Körper schädlich sein können. Es ist durchaus verständlich, dass Sie vielleicht nicht komplett auf Milchprodukte verzichten wollen. Achten Sie in diesem Fall aber darauf, dass die Milch von Weidetieren kommt und das sie nicht fettreduziert ist.

-3. Regel: Kein Zucker oder raffinierte Kohlenhydrate
Kohlenhydrate an sich sind nicht unbedingt ungesund, aber durch raffinierte Kohlenhydrate und Zucker bekommt unser Körper zu viel Energie auf einmal und es entsteht ein

Ungleichgewicht der Hormone. Gesunde
Kohlenhydratquellen, die zu empfehlen sind,
sind Kartoffeln und Wurzelgemüse.

-4. Regel: Fett statt Kohlenhydrate und Zucker
Als Ersatz zu den eben beschriebenen
raffinierten Kohlenhydraten und Zucker sind
hochwertige Fette zu empfehlen. Dieses
können Sie z.B. aus Avocados oder Butter von
Weidetieren bekommen.

-5. Regel: Kein Gluten oder andere
Anti-Nährstoffe
Ein typisches Frühstück besteht meistens aus
Brot oder Brötchen, etwas Wurst und einem
Kaffee. Das ist zwar nicht die ungesündeste
Art, sich zu ernähren, aber definitiv auch nicht
die optimalste, die wir hier anstreben. Brot und
ähnliche Lebensmittel enthalten Anti-Nährstoffe
wie Gluten, die meist schwer zu verdauen sind
und den Körper eher schaden, als ihm zu
nutzen.

-6. Regel: Wasser!

Möglicherweise sind Sie jetzt etwas genervt, wenn ich Ihnen das sage, da Sie es bereits zu genüge gehört haben. Trinken Sie mehr Wasser! Es ist unglaublich wichtig, dass wir hydriert bleiben. Ohne genug Wasser hilft auch die beste Ernährung nicht viel! Bleiben Sie, wenn möglich bei Wasser, zuckerhaltige Getränke sollten vermieden werden.

-7. Regel: Tierprodukte mit Qualität!

Dieses Thema wurde bereits angeschnitten, ich werde es aber hier noch einmal erwähnen: Achten Sie darauf, woher Ihre tierischen Lebensmittel stammen! Fleisch und Eier sollten von Tieren stammen, die artgerecht gehalten wurden und viel Platz für Bewegung hatten. Das ist nicht nur moralisch gut, sondern auch gesundheitlich! Eine artgerechte Tierhaltung resultiert in weniger Schadstoffen und mehr gesunden Inhaltsstoffen.

Bulletproof Coffee

Der Klassiker unter der Ernährung von Biohackern. Der bulletproof coffee ist ohne Frage das, was die meisten Leute von den Ernährungsgewohnheiten eines Biohackers auch wirklich umsetzen.

Kaffee ist das beliebteste Getränk der Deutschen. Diese Beliebtheit des heißen, koffeinhaltigen Getränks führt bei den meisten Leuten zu einer Toleranz zu Koffein. Anstatt einer Tasse Kaffee am Morgen brauchen manche mittlerweile mindestens 3, um wirklich in den Tag zu starten.

Abhilfe zu diesem Problem verschafft der Foodhack in Form dieses speziellen Kaffees, der durch Dave Asprey, einem professionellen Biohacker, bekannt wurde.

In einem bulletproof coffee ist nicht nur
normaler Kaffee enthalten, sondern auch Butter
(aus Weidehaltung natürlich) und MCT-Öl
(alternativ können Sie auch Kokosöl
verwenden).

Doch was genau macht den bulletproof coffee
so viel wirksamer als einen normalen Kaffee?
Ganz einfach: viel hochwertiges Fett. Solange
Sie bei Verzehr des bulletproof coffees keine
Kohlenhydrate (oder zumindest nur sehr
wenige) aufgenommen werden, gerät der
Körper in einen natürlicheren Stoffwechsel und
nutzt sogenannte Ketonkörper zur
Energiegewinnung, anstelle von den
Kohlenhydraten, die dafür normalerweise
benutzt werden würden.

Abgesehen davon hat das Fett auch noch
einen anderen ausschlaggebenden Vorteil: Es
verlangsamt die Aufnahme von Nährstoffen,
sodass auch das im Kaffee enthaltene Koffein

stoßweise aufgenommen wird und dadurch
eine längere Wirkung aufweisen kann.

Eine Tasse am Tag reicht also selbst bei
starken Kaffeekonsumenten aus. Probieren Sie
es einfach selbst aus und Sie werden
feststellen, wie Ihre Aufmerksamkeit und
Energie steigen wird!

Biohacking und Technik

Das Internet hat Biohacking schon längst bekannt gemacht. Unzählige Leute haben bereits Ihre Leben mit den Ernährungsformen und Anpassungen verbessert, die ich Ihnen in vorherigen Kapiteln beschrieben habe.

Doch mittlerweile haben die Menschen damit begonnen, nach mehr zu verlangen. Die Hacks, die man als Biohacker zu nutzen weiß, verschaffen einem zwar ein Leben, dass dessen des „normalen" Menschen gesundheitlich und in den Augen von vielen auch qualitativ überwiegt, doch für viele ist das noch nicht genug.

Der natürliche menschliche Trieb, sich selbst und sein Leben optimieren zu wollen, ist nicht zu stoppen.

Und wenn man die natürlichen Möglichkeiten unseres Körpers mithilfe von normalem Biohacking ausgeschöpft hat, muss man sich anderweitig weiterhelfen, und zwar mit Technologie.

Viele Biohacker haben bereits Eingriffe an ihren Körpern machen lassen, die ihr Leben ihrer Meinung nach verbessern. Ob das nun gut oder schlecht, klug oder unklug ist, muss jeder für sich entscheiden.

Fakt ist jedoch, dass das Verwenden von Technologie zur Optimierung des Körpers mittlerweile für viele Biohacker normal geworden ist. Es ist also unmöglich, über das Thema Biohacking zu reden, ohne auch diesen Teil zu erwähnen.

Trotz der vielen Anhänger, die sich sozusagen zu Cyborgs machen lassen, ist es noch nicht so einfach, so eine Erweiterung zu bekommen, wie es vielleicht eines Tages sein wird.

Denn Ärzte weigern sich bisher, solche Eingriffe durchzuführen. Es existieren zwar schon lange Implantate wie z.B. Herzschrittmacher, aber diese sind lediglich dafür da, Menschen mit einem bestimmten Leiden aus diesem herauszuhelfen. Solch eine Verbesserung nur aus dem Grund vorzunehmen, dass man mehr „Fähigkeiten" besitzen möchte, wird noch nicht anerkannt.

Meist werden solche Eingriffe von Körperkünstlern durchgeführt. Vielleicht wird es in der Zukunft ja vollkommen normal sein, ein verbesserter Mensch zu sein. Doch wie genau sehen solche Erweiterungen aus? Welche Möglichkeiten gibt es?

Diese Fragen werden Ihnen in diesem Kapitel beantwortet.

Bevor Sie sich das Folgende durchlesen möchte ich noch einmal erwähnen, dass dies lediglich Möglichkeiten sind. Bei jedem Eingriff dieser Form besteht ein Gesundheitsrisiko, dass man eingehen muss.

Die wahrscheinlich bekannteste technische Erweiterung, die an einem Körper durchgeführt wurde, ist der eines Chips unter der Haut. Solche können mehrere Zentimeter groß sein und verschiedene Funktionen für den Träger haben.

Manche messen die Blutwerte und sind mit dem Smartphone des Benutzers verbunden, andere lassen einen Computer, Türen, Lichter und Heizungen bedienen, ohne auch nur einen Finger krumm machen zu müssen.

Darüber hinaus existiert ein Biohacker, der es durch seine experimentellen Eingriffe geschafft hat, Nachtsicht zu erlangen.

Sie haben richtig gehört, echte Nachtsicht. Es fing damit an, dass eine Gruppe von Biohackern mithilfe einer Substanz, die in der Tiefsee gefunden wurde, Augentropfen entwickelten.

Diese Substanz hilft normalerweise bei der Bekämpfung von Krebs und Nachtblindheit. Der benannte Biohacker hat sie sich jedoch in seine Augen injizieren lassen, um so in vollkommener Dunkelheit Objekte zu sehen, die bis zu 50 Meter von ihm entfernt sind.

Kommen wir nun zu einem Biohacker, der durch seine Technikerweiterung sogar von der Regierung als richtiger Cyborg anerkannt wurde. Dieser besitzt eine Antenne, die in seinem Schädel implantiert ist und ist eigentlich farbenblind. Die Antenne jedoch hilft ihm bei diesem Problem.

Sie erkennt bestimmte Vibrationen, die von den
Farben ausgehen und übersetzt sie in Töne,
die dann direkt an das Gehirn weitergegeben
werden.

Darüber hinaus ist die Antenne dazu fähig, sich
mit dem Internet zu verbinden und Signale von
Satelliten zu empfangen.

Als erster offizieller Cyborg ist ihr Träger sich
sicher, dass solche Erweiterungen in Zukunft
zur Normalität gehören werden.

Eine weitere Erweiterung vollbrachten
Biohacker in Form von Magneten, die sie in die
Nerven ihrer Finger implantieren ließen. Sie
können dadurch Dinge wahrnehmen, die
normalerweise außerhalb der Reichweite
unserer menschlichen Sinne sind.

Das Gehirn verarbeitet die neuen Informationen
als eine Art sechsten Sinn, die Benutzer der

Magnete können die elektrischen und magnetischen Felder in ihrer Umgebung fühlen. Dieses Gebiet ist aber noch längst nicht erschöpft und wird sich in den nächsten Jahren garantiert rasant weiter Entwickeln. Bleiben Sie stets auf dem Laufenden!

Superfood

Superfood ist im Internet zu einem richtigen Trend geworden. Als Superfood bezeichnet man spezielle Lebensmittel, die sich durch positive Eigenschaften von herkömmlichen Lebensmitteln unterscheiden.

Aber woher erkenne ich, ob ich Superfood vor mir habe oder nur ganz normales Essen, dass etwas gesünder ist als das, was Sie normalerweise essen? Hier eine kleine Checkliste:

➡Superfood ist meist naturbelassen und oft Bio

➡Superfoods sind ganzheitliche Lebensmittel.

➡Superfood besitzt von bestimmten Vitalstoffen, Nährstoffen oder Wirkstoffen deutlich mehr als herkömmliches Essen

➡Auch wenn es von den meisten Leuten angenommen wird, ist Superfood nicht zwangsweise teuer.

Superfoods können bei der Genesung von verschiedenen Krankheiten behilflich sein und werden daher auch als Arzneimittel anerkannt.

In den folgenden Kapiteln werde ich Ihnen verschiedene Superfoods näher bringen, welche Sie davon in Ihre Ernährung einbauen, können Sie natürlich selbst entscheiden (am besten wäre es, alle genannten Lebensmittel zu verzehren).

Grünes Blattgemüse

Zum grünen Blattgemüse gehören u. a.
folgende Lebensmittel:

➟ Moringa

➟ Wildpflanzen wie Löwenzahn oder
Brennnessel

➟ Gartenkräuter wie Basilikum, Melisse oder
Petersilie

➟ Gräser wie Dinkelgras oder Gerstengras

➟ Algen wie Chlorella, AFA oder Spirulina

➟ Grünes Kulturgemüse wie Spinat, Sellerie
und Salate

Natürlich sind das nicht alle Lebensmittel, die als grünes Blattgemüse gelten, aber es sind die gängigsten. Schon seit Urzeiten ernährt sich der Mensch von grünem Blattgemüse, da es zu damaliger Zeit eine sichere Nahrungsquelle darstellte.

Es versorgte den Körper mit vielen der benötigten Nährstoffe, war leicht aufzutreiben und das auch noch in großen Mengen. Mittlerweile ist dieses Superfood bei vielen Leuten in Vergessenheit geraten. Man bezieht seine Makronährstoffe lieber von Fleisch oder Getreideprodukten aus dem Supermarkt nebenan.

Auch wenn Sie wahrscheinlich nicht dazu bereit sind, Ihre Ernährung fast ausschließlich auf diese Art von Gemüse umzustellen (wodurch Sie auch alle nötigen Makronährstoffe erhalten würden), ist es keine schlechte Idee, es häufiger zu sich zu nehmen, als Sie es derzeit tun.

Mineralien, Vitamine und Chlorophyll sind nur ein paar der gesunden Inhaltsstoffe, die grünes Blattgemüse bieten kann. Durch die vielen guten Inhaltsstoffe schützt diese Art von Blattgemüse vor Demenz, wirkt gegen Darmkrebs und verhindert Diabetes. Sie sollten also definitiv darüber nachdenken, Ihren Ernährungsplan mit den oben genannten Lebensmitteln zu bereichern.

Sie müssen nicht mal Unmengen davon essen, ein grüner Smoothie und ein kleiner Salat am Tag machen bereits einen großen Unterschied.

Kreuzblüter

In der Gruppe der Kreuzblüter sind alle möglichen Kohlarten zu finden: Weißkohl, Rosenkohl, Blumenkohl, Grünkohl und etliche andere. Abgesehen davon gehören auch Radieschen, Meerrettich, Senf und Rucola zu den Kreuzblütern.

Wie auch das grüne Blattgemüse, bieten Kreuzblüter unzählige gesunde Nährstoffe, von denen Ihr Körper profitiert. Sie haben aber noch etwas anderes, was das Blattgemüse nicht zu bieten hat: Glucosinolate.

Diese sind eine spezielle Pflanzenstoffgruppe und werden während des Verdauungsprozesses zu Stoffen, die als krebsfeindlich und entzündungshemmend gelten.

Kreuzblüter lassen sich wunderbar mit anderen Lebensmitteln kombinieren, also ist es nicht schwer, mehr davon zu sich zu nehmen.

Sauerkraut

Rohes Sauerkraut bietet Ihnen jede Menge probiotische Kulturen, die sich durchaus positiv auf Ihr Verdauungssystem auswirken und zwar nicht erst im Darm.

Bereits im Magen sorgen die im Sauerkraut enthaltenen Stoffe dafür, dass schädliche Bakterien, die Magengeschwüre und Magenschleimhautentzündungen hervorrufen können, verdrängt werden.

Darüber hinaus wird durch den Verzehr von Sauerkraut der Aufbau einer guten Darmflora unterstützt, was wiederum das Immunsystem stärkt und die Regeneration der Darmschleimhaut ankurbelt.

Shiitake-Pilze

Wenn in Deutschland mit Pilzen gekocht wird, werden meistens Champignons verwendet.

Eine weitaus gesündere Alternative bieten die Shiitake-Pilze, die im Gegensatz zu vielen anderen Pilzsorten eine heilende Wirkung aufweisen und sogar als Anti-Krebs-Lebensmittel gelten.

Mandeln

Mandeln sind wahrscheinlich das erste Superfood auf dieser Liste, dass auch Kinder gerne essen. Nicht nur das, Mandeln besitzen viele Vorteile gegenüber anderen Schalenfrüchten wie z.B. Walnüssen:

➡ Mandeln enthalten gesunde Fette, die in den meisten Fällen auch noch aus einfach ungesättigten Fettsäuren bestehen.

➡ Abgesehen davon enthalten sie viele Ballaststoffe mit prebiotischen Eigenschaften, die sich positiv auf Ihre Darmflora auswirken.

➡ Mandeln enthalten eine Menge Vitalstoffe Darüber hinaus helfen Mandeln beim Abnehmen und stärken Ihre Knochen.

Also: Besorgen Sie sich ein paar Mandeln und greifen Sie gerne ein paar Mal am Tag in die Tüte oder Schale hinein!

Kürbiskerne

Erinnern Sie sich noch daran, wie Sie als Kind mit Ihren Eltern Kürbisse für Halloween vorbereitet haben? Erst wurden sie ausgehöhlt, dann wurden Gesichter in sie geschnitzt und wenn die ganze Arbeit vollendet wurde, wurden vermutlich auch die Kerne wiederverwertet.

Falls das bei Ihnen der Fall war, haben Ihre Eltern Ihnen ein wahrhaftiges Superfood zum Essen gegeben! Von allen pflanzlichen Lebensmitteln sind es die Kürbiskerne, die am meisten Zink liefern.

Bei einem Verzehr von knapp 50 g Kürbiskernen wäre bereits die Hälfte des Bedarfs von Magnesium eines Erwachsenen gedeckt und wie auch manche Lebensmittel, die ich Ihnen bereits gezeigt habe, werden

Kürbiskernen eine heilende Wirkung

nachgesagt.

So profitieren Prostata, Harnwege und Ihre

Blase von einem Verzehr von Kürbiskernen.

Die heilende Wirkung ist sogar so gut, dass

Urologen Ihren Patienten den täglichen Verzehr

von Kürbiskernen empfehlen, um

Prostataprobleme vorzubeugen.

Noch ein kleiner Tipp: Wenn Sie die

Kürbiskerne rösten, schmecken sie gleich viel

besser!

Papaya

Wenn Sie diesen Namen hören, werden Sie vermutlich als Erstes an ein schräges Lied denken und nicht an die Frucht selbst. Eine Papaya kann aber einiges mehr, als nur Gelächter in der Form eines Liedes hervorzurufen.

Mit einer Papaya im Haus besitzen Sie fast schon eine kleine Apotheke. Vor allem die Kerne dieser Frucht sollte man immer da haben, wenn man auf eine gesunde Ernährung mit Superfoods setzt. Diese schützen vor inneren Parasiten und bakteriellen Infektionen und helfen dabei gleichzeitig bei der Entgiftung und Regeneration der Leber, weshalb die Papaya bei fast jeder Leberreinigung zum Einsatz kommt.

Die Frucht selbst kann auch so einiges. Kurioserweise ist sie umso besser, wenn sie noch nicht reif ist. Eine unreife Papaya kann als Hautpflegeprodukt, zur Krebstherapie und gegen Magen-Darm-Beschwerden eingesetzt werden.

Traubenkerne

Das achte Superfood auf dieser Liste sind Traubenkerne. Generell ist es klüger, Trauben mit Kernen zu kaufen, da kernlose Trauben durch Überzüchtung des Menschen einen höheren Zuckergehalt aufweisen und daher etwas ungesünder sind.

Die Vorteile von Trauben mit Kernen hören allerdings noch längst nicht beim niedrigem Zuckergehalt auf, denn die Kerne enthalten auch noch sekundäre Pflanzenstoffe. Diese Stoffe machen die Traubenkerne zu dem Superfood, dass sie sind.

Die Pflanzenstoffe reparieren Haut und Gewebe, weshalb sie verjüngend auf uns Menschen wirken. Außerdem regen sie das Haarwachstum an, pflegen die Augen, wirken gegen Krebs und helfen bei vielen anderen

Problemen, mit denen wir uns heutzutage herumschlagen müssen.

All diese Vorteile sprechen selbstverständlich für den Verzehr von Traubenkernen, aber für die meisten Menschen kommt dies, wegen dem nicht gerade appetitlichen Geschmackes nicht infrage.

Falls Sie sich ebenfalls nicht dazu überwinden können die Superkerne der Traube zu verzehren, empfehle ich Ihnen die Kerne in Form von Traubenkernmehl zu verwenden. Dieses lässt sich schnell und problemlos zu anderen Mahlzeiten wie Müslis oder Shakes beimischen.

Beeren

In modernen Supermärkten, von denen die meisten von uns ihre Lebensmittel beziehen, gibt es nur noch stark verzüchtete Früchte. Es wird nur noch Wert darauf gelegt wie groß, süß und haltbar die Früchte sind.

Wichtige Faktoren wie Abwehrkraft und Vitalstoffgehalt werden immer mehr vernachlässigt. Im Dschungel dieser ganzen Verzüchtungen lässt sich aber zum Glück eine Gruppe von Früchten finden, die nicht so stark von diesem Problem betroffen sind.

Die Rede ist von Beeren (mit Ausnahme von Erdbeeren). Brombeeren, Johannisbeeren, Blaubeeren, Himbeeren u.s.w. haben alle eine ungeheure Kraft, da sie große Mengen an Antioxidantien aufweisen.

Halten Sie sich das vor Augen, wenn Sie das nächste Mal einkaufen gehen und etwas Gesundes für Ihre Familie kaufen wollen. Greifen Sie öfter zu Beeren und bereiten Sie sie optimalerweise zusammen mit etwas grünem Blattgemüse zu.

Camu-Camu und Acerola

Auch wenn nicht jedem diese Namen etwas sagen, sind die Camu-Camu-Frucht und die Acerola-Kirsche die besten natürlichen Vitamin-C-Lieferanten, die es gibt.

Camu-Camu und Acerola gibt es praktischerweise in Form von Saft und Pulver zu kaufen, was die Zufuhr von großen Mengen an Vitamin-C zu keinem großen Aufwand macht. Falls das für Sie noch nicht Grund genug ist, dieses Superfood auszuprobieren, habe ich hier einen kleinen Vergleich für Sie.

Zitrusfrüchte, die in einem Haushalt eher vorzufinden sind als Acerola-Kirsche und die Camu-Camu-Frucht, weisen einen durchschnittlichen Vitamin-C-Gehalt von 50 mg pro 100 g auf. Bei der Camu-Camu-Frucht sind es ungefähr 2000 mg und bei der Acerola-Kirsche 1700 mg

Die schlechte Nachricht bei dem Ganzen ist, dass Sie solch hohe Mengen an Vitamin C auch nötig haben. Der Durchschnittsbedarf eines Erwachsenen liegt bei 100 mg, so heißt es. Diese Annahme, die so viele von uns teilen, ist vollkommen falsch. Bei 100 mg Vitamin-C bekommen unsere Organe längst nicht genug und laufen aus diesem Grund Gefahr, krank und anfällig zu werden.

Orientieren Sie sich bei Ihrem Vitamin-C bedarf eher an denen der Menschen aus der Steinzeit. Es wird angenommen, dass diese eine Vitamin-C-Zufuhr von 1000 mg am Tag hatten.

Granatapfel

Superfood Nummer 11 hat nicht so viel Vitamin-C, sehr wenig sogar, bringt dafür aber andere enorme Vorteile mit sich: Der Granatapfel besitzt, wie es für das meiste Superfood üblich ist, das Potenzial für ein Heilmittel.

Die bekanntesten Stoffe, die dafür verantwortlich sind, sind die Polyphenole im Saft, der aus dem Granatapfel gewonnen werden kann und verschiedene hormonwirksame Stoffe aus dem Öl der Kerne des Granatapfels. Aus letzterem werden sogar Pillen hergestellt, die bei Beschwerden in den Wechseljahren eingenommen werden.

Die zuerst genannten Polyphenole gelten als äußert krebsfeindlich und wirkten bereits in Studien gegen Leukämie, Brustkrebs und Prostatakrebs.

Darüber hinaus kann Granatapfelsaft bei zu hohem Blutdruck helfen, sich durch das Fallen von Cholesterinwerten positiv auf die Gesundheit Ihres Herzens auswirken und der Granatapfel als solcher kann gegen einen lästigen Pilz namens Candida Albicans, der Beschwerden wie Scheideninfektionen und chronische Müdigkeit hervorrufen kann, sehr hilfreich sein.

Ingwer

Hoffentlich schmeckt Ihnen Ingwer. Es ist nämlich sehr zu empfehlen, ihn in jedes erdenkliche Getränk zu mischen. Egal ob Tee, Wasser oder Smoothie, Ingwer passt eigentlich zu allem.

Hierzu ein kleiner Geheimtipp: Gießen Sie ein Stück rohen Ingwer mit kochendem Wasser auf, um Ihren eigenen Ingwertee zu machen, der nicht nur besser schmeckt als der im Handel, sondern auch noch mehr Wirkung zeigt. Die Wirkung von Ingwer lässt sich am besten als belebend beschreiben und kann auch bei bestimmten Schmerzarten wie Muskel- und Kopfschmerzen weiterhelfen. Bei diesem Vorteil ist aber noch lange nicht Schluss.

Ingwer schützt die Augen, wirkt wie die meisten in der Familie der Superfoods krebsfeindlich und kann sogar für die äußerliche Anwendung benutzt werden, nämlich in Form von Ingweressig und Ingwerölen, die gegen Haarausfall und Schuppen wirken.

Also: Besorgen Sie sich einen Vorrat an Ingwer und genießen Sie leckere Getränke, die gleichzeitig ein kraftvolles Superfood besitzen!

Avocados

Avocados enthalten wahrscheinlich das gesündeste Fett, dass sich finden lässt. Das Fett einer Avocado ist in der Frucht umschlossen, also unberührt.

Daher hat es keine Chance zu oxidieren und gelangt vollkommen naturbelassen in Ihren Körper. Wie in Studien belegt wurde, vermindern diese Früchte jegliche Risikofaktoren, bei denen die Gefahr besteht, Krebs, Herz-Kreislauf-Probleme und Entzündungen zu erleiden.

Ein netter Nebeneffekt beim Verzehr einer Avocado ist der sättigende Effekt der fettreichen Frucht. Wenn Sie 1 bis 2 Avocados am Tag essen, erhalten Sie nicht nur die ganzen gesundheitlichen Vorteile, sondern haben über den Tag auch weniger Hunger.

Curcuma

Zur Abwechslung mal keine Frucht, was aber nicht heißt, dass es keine Wirkung hat. Curcuma ist eines der Gewürze unter den Superfoods. Und als solches ist es kinderleicht, es in die Ernährung einzubringen.

Immerhin kann man eigentlich alles würzen, nicht wahr? Curcuma ist ein Antioxidans und hilft bei der Erhaltung der Zahngesundheit, beim Kampf gegen Krebs und kann sogar zur Ausleitung von Quecksilber verwendet werden.

Darüber hinaus scheint es Berichten zufolge bei Kindern auch gegen Leukämie zu schützen. Vor Fluorid, dass zwar die Zähne härten kann, aber sonst eher Nachteile für die Gesundheit hat, kann Curcuma ebenfalls schützen.

Unser Gehirn freut sich auch über den Verzehr von Curcuma. Das gelbe Pulver hat die kraft, das Gehirn vor Alkoholschäden zu beschützen und wirkt sich auch bei Demenz oder Alzheimer positiv auf die Genesung aus. Weitere Vorteile von Kurkuma sind:

➡ Heilung der Leber

➡ Hilfe gegen Nasennebenhöhlenentzündungen

➡ Vorbeugung von Gallensteinen

➡ Hilfe gegen Herpes

➡ Hilfe beim Reizdarmsyndrom

Oregano

Eines der letzten Superfoods aus dieser Liste ist wieder ein Gewürz. Auch hier ist zu empfehlen, so viele Gerichte wie möglich mit Oregano zu würzen und auch mal einen Ihrer Smoothies mit ihm zu verfeinern.

Oregano ist für unseren Körper ein wahrer Segen, denn er wirkt wie ein natürliches Antibiotikum und befreit vor Parasitenbefall und Pilzinfektionen.

Ernährung Umstellen

Nun, da Sie wissen, welche Lebensmittel Sie vermeiden sollten und durch welche diese am besten ersetzt werden, wird es Zeit, dieses Vorhaben auch umzusetzen. Erfahrungsgemäß kann ich sagen, dass es den meisten Leuten schwerfällt, das zu schaffen und auch durchzuhalten.

Denn auch wenn man verstanden hat, wie wichtig ein gesunder Körper ist, sind die Verlockungen von ungesundem Essen überall.

Aus diesem Grund möchte ich Ihnen noch ein paar Tipps mit auf dem Weg geben, mit denen Sie den Umstieg auf die Ernährung eines Biohackers mit Sicherheit schaffen!

Zunächst einmal sollten Sie sich angewöhnen, am Anfang Ihres Tages oder am Abend davor

Ihre Mahlzeiten vorzubereiten. „meal prep"
nennt sich das ganze und ist vor allem unter
Bodybuildern, die viel essen müssen, sehr
beliebt.

Für Sie als Bodyhacker hat das Vorbereiten
Ihrer Mahlzeiten einen entscheidenden Vorteil:
Die Situationen, in denen Sie in Versuchung
geraten, Ihre neue Ernährungsform zu brechen,
werden automatisch weniger.

Warum? Ganz einfach, Sie haben den ganzen
Tag bereits ernährungstechnisch vorbereitet!
Außerdem werden Sie ein schlechtes Gefühl
dabei haben, wenn die ganze Arbeit der
Vorbereitung umsonst gewesen ist.

Wenn Sie zumindest zum Abendessen Ihre
Mahlzeiten frisch zubereiten wollen, ist das
natürlich auch kein Problem.
Sie sollten nur darauf achten, dass der größte
Anteil Ihrer Nahrung vorbereitet wurde.

Der zweite Tipp, den ich Ihnen geben kann, ist ziemlich simpel. Kaufen Sie nur das ein, was auch Ihrer Ernährungsform entspricht!

Was nicht da ist, kann nicht gegessen werden. Einfach, aber wirkungsvoll! Der letzte Geheimtipp von mir sind Smoothies. Es wird Ihnen oftmals viel leichter fallen, sich schnell einen Smoothie aus Superfoods zu machen, anstatt einen Teller voll mit ihnen zu essen!

Peilen Sie 2 bis 3 Smoothies am Tag zusätzlich zu Ihren normalen Mahlzeiten an, auf diese Weise wird das erhalten Ihrer Nährstoffe ein Kinderspiel.

Nachwort

Jetzt haben Sie eine Anleitung dafür gelesen, wie Sie Ihren Körper und Ihre Ernährung optimieren können. Nun heißt es nur noch, das neue Wissen auch in die Tat umzusetzen! Lassen Sie sich dabei nicht von äußeren Faktoren wie Stress oder Freunde beeinflussen.

Am Anfang werden Ihre Freunde und Familie der ganzen Sache eventuell mit Skepsis gegenübertreten.

Doch sobald sich erste Ergebnisse Ihrer neuen Lebensart sehen lassen, werden sie mehr als beeindruckt sein! Und wer weiß, vielleicht können Sie die Lektionen dieses Buches ja eines Tages an Nachwuchsbiohacker weitergeben!

In diesem Sinne wünsche ich Ihnen viel Erfolg und ein tolles neues Leben als Biohacker und Superfood Experte!

Julia Kraft

Haftungsausschluss und Impressum

Der Inhalt dieses Buches wurde mit sehr großer Sorgfalt
erstellt und geprüft.
Für die Richtigkeit, Vollständigkeit und Aktualität des
geschriebenen kann jedoch keine
Garantie gewährleistet werden.

Sowie auch nicht für Erfolg oder Misserfolg bei der
Anwendung des gelesenen.
Der Inhalt des Buches spiegelt die persönliche Meinung
und Erfahrung des Autors wider.
Der Inhalt sollte so ausgelegt werden, dass er dem
Unterhaltungszweck dient.
Er sollte nicht mit medizinischer Hilfe verwechselt
werden.

Juristische Verantwortung oder Haftung für
kontraproduktive Ausführung oder falsches Interpretieren
von Text und Inhalt wird nicht übernommen.

Impressum
Autor: Julia Kraft
vertreten durch:
Markus Kober
Kreuzerwasenstraße 1
71088 Holzgerlingen
markus.kkober@gmail.com

Quellen:

https://www.primal-state.de/was-ist-biohacking/
https://www.primal-state.de/bodyhacking-mehr-energie-auf-autopilot/
https://www.primal-state.de/foodhacking-ernaehrung-auf-der-grundlage-moderner-wissenschaft/
https://www.primal-state.de/dein-sofort-starter-fahrplan-der-7-punkte-plan/
https://www.primal-state.de/mindhacking/
https://www.youtube.com/watch?v=fJvLYYEAKRQ
https://www.welt.de/wissenschaft/article121009364/Biohacker-implantieren-Technik-in-den-Koerper.html
https://www.zentrum-der-gesundheit.de/superfoods-liste-ia.html